照林社

エコーによる
直腸便貯留観察
ベストプラクティス

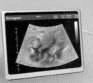

編集 一般社団法人日本創傷・オストミー・失禁管理学会、看護理工学会

照林社

序文

　日本創傷・オストミー・失禁管理学会は、排泄ケアを基軸とし、褥瘡管理、ストーマケア、失禁ケアにおいて、その技術の開発・普及に尽力してまいりました。特に排尿ケアにおいては、平成28年度の排尿自立指導料の保険収載、令和2年度の排尿自立支援加算・外来排尿自立指導料への範囲拡大は記憶に新しいものといえます。また、平成30年には尿や便（あるいは両方）が皮膚に接触することにより生じるIAD（Incontinence-Associated Dermatitis）に関するベストプラクティスを出版し、排泄に関連するスキンケアの新しいスタンダードを臨床に浸透させる取り組みを進めてきました。

　一方で、臨床では排便機能障害のひとつである便秘で苦痛を抱えている患者と、その治療やケアに難渋する医療従事者の姿があります。便秘は加齢とともにその有症者率が増加し、生命予後やQOLに大きく影響することが報告されています。超高齢社会を迎えている日本において、特に認知症等を有する高齢者は、便秘による症状を伝えることが難しく、診断やアセスメントができないために、適切な治療やケアが十分提供できていない現状があります。便秘の診断には、まず腹部X線や注腸X線検査、内視鏡検査等が実施されますが、これらは基本的には器質的疾患の除外のみに活用され、便秘の病態や便貯留状態の評価は難しいといえます。特に病院・在宅のベッドサイドでは便の貯留状態などの評価結果を即座に判断し、迅速な処置やケアを行うポイントオブケアが必要とされています。

　近年では超音波画像診断装置（エコー）による大腸便貯留の観察が注目されてきました。特に、看護理工学会では、エコーを用いたフィジカルアセスメントの開発に取り組んできました。最近では、エコー機器の小型化・高画質化が進んだことで、ベッドサイドで非侵襲、リアルタイムに体内を可視化することが容易になりました。その成果の一つとして、エコーを用いた認知・運動機能が低下した高齢者に対する排便機能の実態調査を行い、便秘症状のある入院患者のほとんどが直腸に便が貯留していることも明らかにしてきました。つまり「エコーによる直腸便貯留観察」が臨床に浸透することにより、多くの高齢者の便秘が適切に評価され、適切な治療・ケアにつながるといえます。

　本ベストプラクティスは、第22回日本神経消化器病学会学術集会コンセンサスミーティング「超音波検査による慢性便秘症アセスメント」において合意された内容に基づき、医師、看護師をはじめとする多職種が参考とすることを想定し作成しました。このコンセンサスミーティングには、看護の代表として、排泄ケアに熟知する日本創傷・オストミー・失禁管理学会と、機器の開発や評価を主軸とする看護理工学会が参画し、医師や検査技師と共同して内容を煮詰めていきました。この『エコーによる直腸便貯留観察ベストプラクティス』は、コンセンサスミーティングの内容を実践レベル、つまりベストプラクティスとしてまとめたものです。なお、本ベストプラクティスの内容はエコーによる観察ま

でにとどめているため、観察後の治療やケアについては『新版・排泄ケアガイドブック』（日本創傷・オストミー・失禁管理学会編）をご参照されることを想定しています。

　便秘エコーは、残尿量の計測と同様に、正しい教育を受ければ簡便に習得できる技術です。多くの専門職がこのベストプラクティスを手にとり実践することで、エコーによる可視化が便秘の診断やアセスメントのスタンダードとなり、療養者に還元できることを願ってやみません。

　末筆になりましたが、志を同じにして、多大なご協力をいただいた中島淳先生をはじめとする第22回日本神経消化器病学会学術集会コンセンサスミーティング「超音波検査による慢性便秘症アセスメント」のメンバーの先生方には衷心より御礼を申し上げます。

一般社団法人日本創傷・オストミー・失禁管理学会 理事長　田中秀子

看護理工学会 理事長　須釜淳子

東京大学グローバルナーシングリサーチセンター センター長　真田弘美

ベストプラクティス作成メンバー

●一般社団法人日本創傷・オストミー・失禁管理学会
●看護理工学会
●第22回日本神経消化器病学会学術集会コンセンサスミーティングメンバー

田中秀子 (淑徳大学)

須釜淳子 (藤田医科大学)

真田弘美 (東京大学)

玉井奈緒 (東京大学)

中島　淳 (横浜市立大学)

加藤元嗣 (国立病院機構函館病院)

春間　賢 (川崎医科大学)

眞部紀明 (川崎医科大学)

河本敦夫 (東京医科大学病院)

津田桃子 (国立病院機構函館病院)

結束貴臣 (横浜市立大学)

三澤　昇 (横浜市立大学)

松本　勝 (東京大学)

目次

装丁：関原直子　　本文DTP：明昌堂　　イラスト：今﨑和広

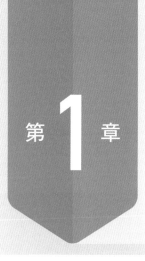

エコーによる直腸便貯留観察ベストプラクティスとは

第1章

① 目的

　本邦では、450万人が便秘を有するといわれており、加齢に伴いその割合は増加する[1]。特に65歳以上の有訴者率は男性で65.0％、女性で80.5％とされている。入院中の認知・運動機能が低下した高齢者を対象とした実態調査により、74.4％で直腸に便が継続して貯留していたこと、超音波検査（エコー）で直腸に音響陰影を伴う三日月型の高エコー所見がみられた対象者の92.9％で3日以上排便がない、硬便（ブリストル便性状スケール1～2点）という便秘症状を有していたことが報告されている[2]。つまり、エコーで直腸の便貯留を観察することにより便秘は評価できるといえる。

　エコーによる直腸便貯留評価を訪問看護に導入することで便秘症状の改善、下剤量の減少につながることがすでに明らかにされており[3]、看護師が短時間で学ぶことのできる教育プログラムも開発されている[4]。つまりエコーによる直腸便貯留評価は技術の標準化、有効性の検証といったプロセスを経た技術であり、多職種における実装が求められている。

　本ベストプラクティスは、第22回日本神経消化器病学会学術集会コンセンサスミーティング「超音波検査による慢性便秘症アセスメント」において合意された内容に基づき作成された。看護師だけでなく、医師や多職種が本ベストプラクティスを参考としエコーによる直腸便貯留観察を実践することを期待して編集された。

　なお、本ベストプラクティスの内容はエコーによる観察までにとどめているため、観察後の治療やケアについては『新版・排泄ケアガイドブック』（日本創傷・オストミー・失禁管理学会編）の内容を参照されたい。

② 対象者

　対象となるのは「便秘が疑われる者」である。便秘を疑う際には問診により主観的評価が得られるか否かで確認事項が異なる。

1）問診が可能な対象者への確認事項

　Rome Ⅳ診断基準[5]により、排便の25％以上で、下記の2項目以上の特徴を示す場合に便秘を疑う（詳しくはp.8表2-1参照）。
①排便困難によるいきみ
②硬便、または 兎糞状便

③残便感

④直腸肛門の閉塞感、排便困難感

⑤排便時の用手的な介助

⑥自発的な排便回数＜３回/週

２）問診が不可能な対象者への確認事項

下記の症状のうちいずれかに当てはまる場合は便秘を疑う。

①３日以上排便がない（経口または経腸での栄養摂取が行われている場合）

②硬便

③摂取量に対し明らかに排便量が少ない

引用文献

１）厚生労働省. 平成28年度国民生活基礎調査
https://www.mhlw.go.jp/toukei/saikin/hw/k-tyosa/k-tyosa16/dl/16.pdf （2021.3.31アクセス）

２）Tanaka S, Yabunaka K, Matsumoto M, Tamai N, Noguchi H, Yoshida M, et al. Fecal distribution changes using colorectal ultrasonography in older people with physical and cognitive impairment living in long-term care facilities: a longitudinal observational study. *Healthcare* (Basel) . 2018;6（2）:55

３）Matsumoto M, Yoshida M, Yabunaka K, Nakagami G, Miura Y, Fujimaki S, et al. Safety and efficacy of a defecation care algorithm based on ultrasonographic bowel observation in Japanese home-care settings: a single-case, multiple-baseline study. *Geriatr Gerontol Int.* 2020;20（3）:187-194

４）Matsumoto M, Yoshida M, Miura Y, Sato N, Okawa Y, Yamada M, et al. Feasibility of the constipation point-of-care ultrasound educational program in observing fecal retention in the colorectum: a descriptive study. *Jpn J Nurs Sci.* 2021:e12385

５）Aziz I, Whitehead WE, Palsson OS, Törnblom H, Simrén M. An approach to the diagnosis and management of Rome IV functional disorders of chronic constipation. *Expert Rev Gastroenterol Hepatol.* 2020;14（1）:39-46

第2章 便秘の概要

1 定義

　2017年10月に発刊された『慢性便秘症診療ガイドライン2017』[1]では、慢性便秘症は「本来体外に排出すべき糞便を十分量かつ快適に排出できない状態」と定義し、便秘症とは、「便秘による症状が現れ、検査や治療を必要とする場合であり、その症状として排便回数減少によるもの（腹痛、腹部膨満感など）、硬便によるもの（排便困難、過度の怒責など）と便排出障害によるもの（軟便でも排便困難、過度の怒責、残便感とそのための頻回便など）がある」と記載されている。この定義は排便回数や排便量の減少という病態だけでなく、直腸の中の糞便を快適に排泄できない症状も含む定義となっている。このため、排便回数などの客観的指標だけではなく、腹痛や腹部膨満感、残便感、過度の努責などの主観的症状も診断の指標となってくる。

　上記の定義は実臨床で使用する際には問題ないが、「十分量」や「快適」などの表現が曖昧で主観的であることがしばしば問題となってくる。すなわち、研究などで対象患者集団を厳密に定義する必要があるときにこの定義は使用することができない。そのため、研究目的では国際的にはRome Ⅳの診断基準[2]が広く用いられている（表2-1）。

2 疫学

　平成28年度の国民生活基礎調査によると本邦の便秘の有訴者率は2～5％程度とされ、日常診療で最もありふれた疾患の一つである。加齢により有病率は増加し、男性よりも女性に多い傾向を示している。ただし、若年層では女性に多いが、高齢になるに従いその差は小さくなり、80歳以上ではほぼ等しくなると報告されている（図2-1）。米国での便秘症の有病率は全年齢を通しておおよそ15％と推測されており[3]、日本よりも高率であるが、男性より女性に多い点、

表2-1 機能性便秘（functional constipation：FC）の診断基準（Rome Ⅳ）

6か月以上前から症状があり、最近3か月間は下記3項目の基準を満たしている

1. 以下の症状の2つ以上がある
   a．排便の25％にいきみがある
   b．排便の25％に兎糞状便または硬便がある
   c．排便の25％に残便感がある
   d．排便の25％に直腸肛門の閉塞感あるいはつまった感じがある
   e．排便の25％に用手的に排便促進の対応をしている
   f．排便回数が週に3回未満
2. 下剤を使わないときに軟便になることは稀
3. 過敏性腸症候群（IBS）の診断基準は満たさない

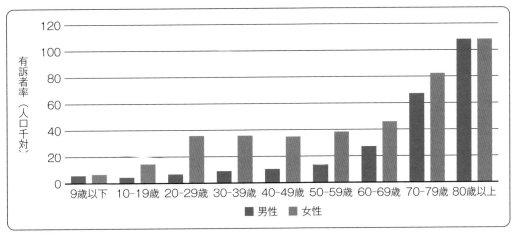

図2-1 本邦における性・年齢階級別にみた便秘の有訴者率

（平成28年度国民生活基礎調査より作成）

表2-2 慢性便秘症の分類 （文献1より改変）

原因分類		症状分類	分類・診断検査	病態分類	原因疾患・病態
器質性	狭窄性		大腸内視鏡検査 注腸X線検査など		大腸がん、Crohn病、虚血性大腸炎など
	非狭窄性	排便回数減少型	腹部X線検査 注腸X線検査など		巨大結腸など
		排便困難型	排便造影検査など	器質性便排出障害	直腸瘤、直腸重積、巨大直腸、小腸瘤、 S状結腸瘤など
機能性		排便回数減少型	大腸通過時間検査 など	大腸通過遅延型	特発性 症候性：代謝内分泌疾患、神経筋疾患、 膠原病、便秘型過敏性腸症候群など 薬剤性
				大腸通過正常型	経口摂取不足など 大腸通過時間検査での偽陰性など
		排便困難型	大腸通過時間検査 排便造影検査など		硬便による排便困難、残便感
			排便造影検査など	機能性便排出障害	骨盤底筋協調運動障害、腹圧低下、直 腸間隔低下、直腸収縮力低下など

加齢に伴って増加する点などは本邦と同様である。また、人種差としては白人よりも非白人に有病率が高く、教育年数が長いほど、社会経済的地位が高いほど、有病率が低くなることが報告されている[3]。家族歴においては、便秘女性の姉妹、娘、母親における有病率が高いとされているが、家族内発症のメカニズムに関して研究した報告はなく、現時点では未解明である。

3 分類

　先述した『慢性便秘症診療ガイドライン2017』[1]では、慢性便秘症は表2-2のように分類されている。本邦でこれまで用いられてきた器質性・症候性・薬剤性・機能性（痙攣性・弛緩性・直腸性）という分類ではなく、国際的に使用されている大腸通過遅延型や便排出障害といった病態による分類が採用された。この分類では、腸管の形態的変化を伴う器質性と変化を伴わない機能性に分け、さらに排便回数減少と排便困難という症状に分類を行う。排便回数減少の目安としては排便回数が週3回未満であることが挙げられるが、排便量が少ないため結腸に便が過剰に貯留し腹部膨満感や腹痛などの随伴症状が生じている場合には、排便回数が週3回以上でも排便回数減少型に分類される。排便困難型は、排便時にスムーズかつ快適に排出できず、排便困難や残便

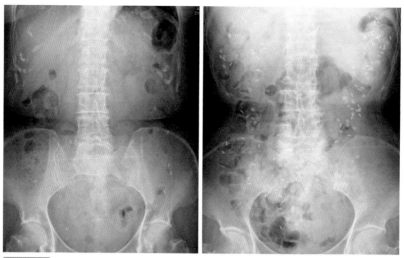

図2-2 大腸通過正常型（NTC；左）と大腸通過遅延型（STC；右）の放射線不透過マーカー画像

感が生じている状態を指す。この両者はoverlapする可能性があることにも留意が必要である。

　機能性便秘症は結腸通過時間の異常の有無と直腸肛門機能異常の有無によって、①大腸通過正常型（Normal Transit Constipation：NTC）、②大腸通過遅延型（Slow Transit Constipation：STC）、③機能性便排出障害型（Outlet Delay/Outlet obstruction：OD）、の3つに分類される。放射線不透過マーカーを用いた検査では、NTCと比較し（図2-2左）、STCでは結腸全域にまんべんなく停滞する（図2-2右）。ただし、本邦では放射線不透過マーカーを用いた結腸通過時間の測定を保険診療では行うことができず、また、排便造影検査などを施行することができる施設は限られており、この分類は実地臨床ではその意味づけは低いものであるのが現状である。そのため、結腸通過時間測定の放射線不透過マーカーの保険適用や排便造影検査、またはその代替となる検査の普及が喫緊の課題であると考えられている。

④ 病態

　慢性便秘症の病態は非常に複雑であるが、主な病態因子として、①十分量の糞便が形成されるに足る食事摂取の欠如、②消化管輸送能の低下、③排便の意図的抑制や便意の低下、肛門括約筋の弛緩不全などの直腸肛門機能異常による直腸内の便塊の排泄不全、の3つが複雑に絡み合って便秘病態を形成していると考えられている。

1）大腸通過正常型（NTC）

　大腸通過正常型（NTC）は、便秘症状を訴える患者で放射線不透過マーカーなどの各種画像検査による結腸通過時間の遅延や排便機能障害の認められない場合を指す。NTCでは食事摂取総量の減少や低残渣食による便塊容量低下により排便回数そのものが減少することが推察されているが、いまだ不明な点も多い。複合的な要因によって引き起こされるとも考えられている。

2）大腸通過遅延型（STC）

　大腸通過遅延型（STC）においては、上行結腸や横行結腸などの近位大腸の通過時間の延長が主な病態と考えられている。High amplitude propagated contractions（HAPCs）は主に近

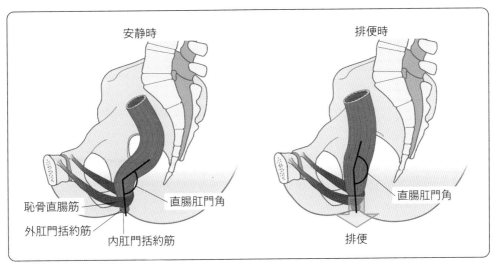

図2-3 安静時と排便時のシェーマ
（文献5より引用、一部改変）

位結腸に由来する伝播性の大収縮を指し、排便時には急速に直腸まで到達し長距離の便移動を可能とする。STCにおける近位大腸の通過時間の延長はHAPCsの頻度の減少あるいは消失に起因すると考えられている。HAPCsは結腸拡張や化学的刺激（外因性交感神経刺激や胆汁酸などの管腔内刺激）により誘発され、これらの刺激調整がSTCの治療に有用である可能性が示唆されている。また、STCは好発年齢・性別から女性ホルモンの影響がその病態に深く関与していると考えられており、腸管でのprogesterone受容体の発現亢進が認められるとの報告もある[4]。慢性的な排便困難・腹部不快感のために刺激性緩下剤の乱用をしている患者が多く、このタイプの便秘では食物繊維を摂取することによりもともと停滞していた便の容積がさらに増大し、症状が悪化する可能性があるため治療に際しては注意を要する。

3）機能性便排出障害型（OD）

　機能性便排出障害型（OD）の病態の把握には、健常者の便排出メカニズムを理解する必要がある。安静時と排便時のシェーマを図2-3に提示する。健常者の安静時では直腸と肛門管は直腸肛門角と呼ばれる角度を恥骨直腸筋によって形成し、便漏れがないようにしている。これに加えて、肛門管部分の内外肛門括約筋による肛門管の閉鎖によって肛門からの便漏出防止がなされている[5]。消化管大蠕動に引き続き便塊がS状結腸～直腸に充填されると、直腸の伸展刺激から上行性の刺激を生じることで便意を感じることになる。ここで意識的にトイレに行く行動が惹起される。便が肛門管付近まで侵入すると直腸肛門反射により不随意筋である内肛門括約筋が弛緩して、まさに便が肛門から排泄される状態になるが、同時に随意筋である外肛門括約筋の意識的収縮で肛門を閉鎖する。肛門部分には非常に繊細な感覚神経が密に分布し、そこにあるものが便なのか水分なのかガスなのかの鑑別を行いながら、随意筋である外肛門括約筋を締めて排便しないように抑制を行い、ガスなどではトイレでなくとも外肛門括約筋の弛緩で排泄される。トイレで排便体勢がとられると恥骨直腸筋が弛緩して直腸肛門角が鈍化し、物理的に排便が容易な排泄路の流れが作られる。この状態で適度な怒責（腹腔内圧の上昇）とともに意識的に外肛門括約筋を弛緩させると、直腸の収縮に伴い排便が実行される。正常排便では、これらの骨盤底筋群の協調作業と意識的排便努力により快適に便が排泄される。直腸の排便が完結するとS状結腸～直腸

の拡張による腸管壁の伸展刺激がなくなり、いわゆる快便感が得られるとされる。

　以上のような精緻な骨盤底筋群の協調運動のどこかが障害されると、排便しても便が直腸内に残ってしまったり、強く怒責しても排便されなかったり、時には会陰部の痛みすら感じたりすることがある。例えば何らかの理由で直腸肛門反射が減弱されると、いくら怒責しても、便が肛門部に充填されているにもかかわらず内肛門括約筋が弛緩されず、排便できないという事態になる。また、排便しようとしているのに恥骨直腸筋が収縮して直腸肛門角がさらに鋭角になると、排便困難が生じる。直腸に糞便貯留を認めてもそれを知覚できなくなる病態が直腸知覚低下であり、直腸壁の知覚機能の直接的低下のほかに過伸展（コンプライアンス上昇）や容量増大が原因となる。これらを引き起こす疾患としては脊髄障害・加齢などが報告されている[6]。このような骨盤底筋群の協調運動障害と直腸知覚障害がODの便秘の主病態である。ODは大半がこのような機能性の異常であるが、なかには直腸瘤や直腸脱などの器質的異常のことがある。

　また、基礎疾患によって便秘を引き起こすことがある。糖尿病、甲状腺機能低下症、慢性腎不全などの内分泌・代謝疾患、脳血管疾患、多発性硬化症、Parkinson病、Hirschsprung病、脊髄損傷、二分脊椎、精神発達遅滞などの神経疾患、強皮症や皮膚筋炎などの膠原病、アミロイドーシスなどの変性疾患、うつ病や心気症などの精神疾患、裂肛や痔核、炎症性腸疾患、直腸脱、骨盤臓器脱、大腸腫瘍などによる閉塞などの大腸の器質的異常などは便秘を引き起こす代表的なものとして挙げられる。

　さらに、内服している薬剤により便秘症を誘発することもある（表2-3）。特に抗コリン薬やオピオイド、抗精神病薬は高頻度に便秘を起こすことが知られており、高齢者では中枢神経疾患や高血圧、がん性疼痛を伴う末期がんなどの疾患を有していることも多く、便秘の原因となる薬剤を内服する機会が多くなることに注意が必要である。

　社会的環境も便秘には影響する。加齢に伴う食事摂取量の低下、身体活動性の低下により生理的にも結腸蠕動低下を起こしやすく便秘をきたしやすくなる。また、便秘が起きることで外出を控えがちになり、活動性がさらに低下し便秘症状の悪化を引き起こすことがある。

5 診断に必要な検査

1）器質性疾患の鑑別・除外

　便秘治療にあたってまず念頭に置くべきは器質性疾患の除外である。そのためには40歳以上で大腸内視鏡検査などをしていない患者には推奨し、大腸がんなどの除外を行う。

　また、警告徴候の問診も重要である。警告症状・徴候には、発熱、関節痛、粘血便、6か月以内の予期しない3kg以上の体重減少、異常な身体所見（腹部腫瘤の触知、腹部の波動、直腸指診による腫瘤の触知、血液の付着など）が挙げられる。

2）画像診断

　可能であれば腹部X線を撮影して消化管閉塞所見や消化管拡張所見がないかなどのチェックを行う。腹部X線で腸管拡張所見があれば巨大結腸症や慢性偽性腸閉塞症を疑い、専門的検査を進める。また、腹部手術後で、術後癒着性イレウスが疑われる際には腹部X線を含めた画像検査を検討する。また、糞便の排出障害によりイレウス（糞便性イレウス）を引き起こすこともあるた

表2-3 慢性便秘症を起こす薬剤（文献1より引用改変）

薬剤種	薬品名	薬理作用、特性
抗コリン薬	・アトロピン、スコポラミン ・抗コリン作用を持つ薬剤（抗うつ薬や一部の抗精神病薬、抗Parkinson病薬、ベンゾジアゼピン、第一世代の抗ヒスタミン薬）	・消化管運動の緊張や蠕動運動、腸液分泌の抑制作用
向精神薬	・抗精神病薬 ・抗うつ薬（三環系・四環系抗うつ薬、SSRI、SNRI、NaSSA）	・抗コリン作用 ・四環系よりも三環系抗うつ薬で便秘を引き起こしやすい
抗Parkinson病薬	・ドパミン補充薬、ドパミン受容体作動薬 ・抗コリン薬	・中枢神経系のドパミン活性の増加やACh活性の低下作用 ・抗コリン作用
オピオイド	・モルヒネ、オキシコドン、コデイン、フェンタニル	・消化管臓器からの消化酵素の分泌抑制作用 ・蠕動運動抑制作用 ・セロトニンの遊離促進作用
化学療法薬	・植物アルカロイド ・タキサン系	・末梢神経障害や自律神経障害 ・薬剤の影響とは異なりがん治療に伴う精神的ストレス、摂取量の減少、運動量の低下なども関与
循環器作動薬	・カルシウム拮抗薬 ・抗不整脈薬 ・血管拡張薬	・カルシウムの細胞内流入の抑制で腸管平滑筋が弛緩する
利尿薬	・抗アルドステロン薬 ・ループ利尿薬	・電解質異常に伴う腸管運動能の低下作用 ・体内の水分排出促進作用
制酸薬	・アルミニウム含有薬	・消化管運動抑制作用
鉄剤	・フマル酸第一鉄	・収斂作用で蠕動の抑制作用
吸着薬 陰イオン交換樹脂	・沈降炭酸カルシウム ・セベラマー塩酸塩 ・ポリスチレンスルホン酸カルシウム ・ポリスチレンスルホン酸ナトリウム	・排出遅延で薬剤が腸管内に蓄積し、二次的な蠕動運動阻害作用
制吐薬	・グラニセトロン、オンダンセトロン、ラモセトロン	・5-HT$_3$拮抗作用
ロペラミド	・ロペラミド	・末梢性オピオイド受容体刺激作用

め、こちらも注意が必要である。

　最近では、便秘の診断・診療における腹部超音波検査の有用性が報告されている[7]。特にポータブルタイプの超音波装置は簡単に患者の直腸内の状況を診断でき、直腸内の便塊貯留の有無がわかる（図2-4）。便塊の著明な貯留が疑われる場合、直腸肛門機能異常の可能性が示唆され、治療ではグリセリン浣腸、座薬、摘便などが考慮され、また便意の喪失を疑いトイレに行く習慣づけの指導を行う。

3）直腸指診

　直腸指診は直腸がんなどの器質性疾患の鑑別に有用であるのみならず、直腸肛門機能異常の診断にも有用である。直腸指診の最後に患者に排便時のように便を出す動作をしてもらう。このときに検者の指が会陰の下降に伴い患者肛門部より1～2cm明らかに離れて移動するか、検者の指を締め付けている肛門括約筋が弛緩するかをチェックする。ここで異常があれば感度・特異度が高く直腸肛門機能異常症が疑われる。軽症では緩下剤である程度治療できるが、重症ではバイオフィードバック療法などの専門的治療があり、専門施設への紹介が望ましい[8]。

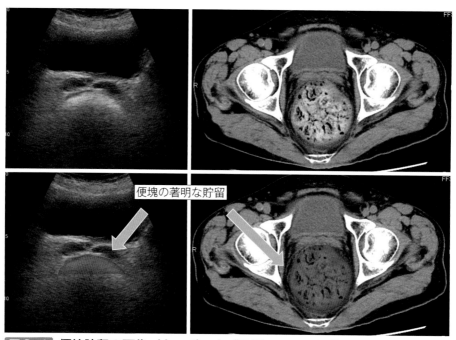

便塊の著明な貯留

図2-4 便塊貯留の画像（左：ポータブル型エコーの画像、右：CT画像）

⑥ 便秘の診療における注意点

　便秘症の診療にあたり重要なことは、「今どんな症状で困っているか聞き出す」ことである。日本人における慢性便秘症に対する医師と患者の認識調査[9]では、患者の困っている症状と医師が診断に重視する症状に相違が生じていることが報告されている。医師の半数近く（46％）が「排便回数の減少」を診断に重視するとしているのに対し、患者が困っている症状として「排便回数の減少」は全体の23％であった。また、「腹部の膨満感」に関しては、患者が24％であったのに対して、医師は10％と、こちらも相違を認めた。その他にも、「残便感」や「過度のいきみ」などの項目は患者が困っていると挙げているのに対して、医師は診断には重視していない傾向が見られた。便秘治療において、排便回数を指標に診療を行うことが多いが、患者は排便回数減少以外の症状で苦しんでいることが多いことに注意して診療にあたる必要がある。

引用文献

1）日本消化器病学会関連研究会慢性便秘の診断・治療研究会，編：慢性便秘症診療ガイドライン2017．南江堂，2017.
2）Lacy BE, et al: Bowel Disorders. *Gastroenterology*. 2016; 150: 1393-1407
3）Higgins, PD. et al: Epidemiology of constipation in North America: a systematic review. *Am J Gastroenterol*. 2004; 99（4）: 750-759.
4）Ling C, et al: Overexpression of progesterone receptor B increases sensitivity of human colon muscle cells to progesterone. *Am J Physiol Gastrointesti Liver Physiol*. 2008; 298: G493-502
5）Lembo A, et al: Chronic constipation. *N Engl J Med*. 2003; 349: 1360-68
6）Lagier E, et al: Influence of age on rectal tone and sensitivity to distension in healthy subjects. *Neurogastroenterol Mot*. 1999; 11: 10-107
7）Manabe N, et al: New ultrasonographic evaluation of stool and/or gas distribution for treatment of chronic constipation. *Int J Colorectal Dis*. 2018; 33, 345-348
8）Tantiphlachiva, K, et al: Digital rectal examination is a useful tool for identifying patients with dyssynergia. *Clin Gastroenterol Hepatol* 2010; 8, 955-960
9）三輪洋人ら：日本人における慢性便秘症の症状および治療満足度に対する医師/患者間の認識の相違．Ther Res. 2017：38（11）：1101-1110

第3章

エコーの基礎知識

1 エコーとは

　「エコー」は超音波診断装置や超音波検査の通称である。エコー自体は音の反響のことを指しており、生体内に超音波ビームを放ち、エコーを機械的に発生させ、画像データを生成するものを超音波診断装置と呼び、超音波診断装置を使用した検査のことを超音波検査と呼ぶ。

　超音波とは、「聞くことを目的としない高い周波数の音波」といわれ、音波の中で1秒間に振動する回数が多いため人の耳では聞こえない音のことを指す。1秒間で振動する回数のことを周波数といい、一般的には20,000Hz（20kHz）が超音波とされる（図3-1）。超音波検査では主に3,000,000Hz（3MHz）より高い周波数の音を用いる。

2 装置とプローブの種類

1）エコー装置と種類

　エコー装置は本体とプローブ（探触子）から構成されている。プローブは超音波の送信と受信を行う役割を担っており、このプローブを身体に当てることにより画像データを生成する。装置には大きく分けて「据置型」「ラップトップ型（ノート型）」「ポータブル型（携帯型）」がある（図3-2）。据置型はサイズが大きく高性能で多機能であり、ハイエンドとも呼ばれる。基本的に持ち運んでの使用は想定されていないため、画像診断装置として、主に検査室などで使用されている。ラップトップ型（ノート型）は据置型と比較すると性能は劣るが、比較的安価で持ち運びが可能であることから、手術室やICU、病棟、救急外来など、広範囲な場所で使用されている。ポータブル型（携帯型）は在宅やベッドサイドでの使用のニーズが高く、タブレット型やスマー

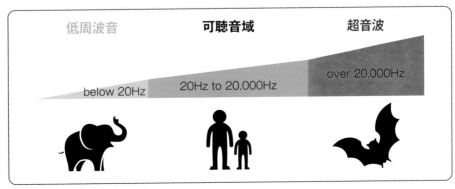

図3-1 超音波とは

	据置型	ラップトップ型（ノート型）	ポータブル型（携帯型）
外観	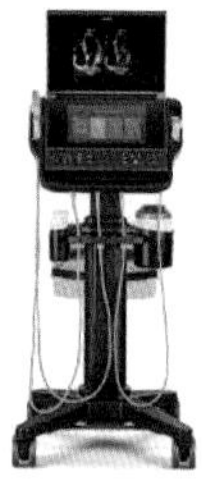	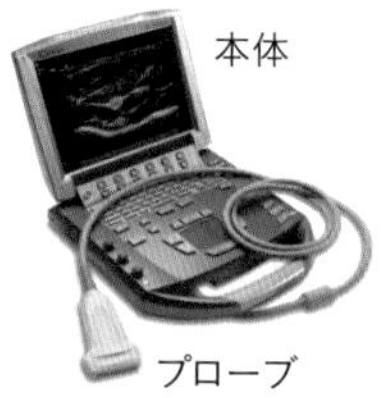 本体 プローブ	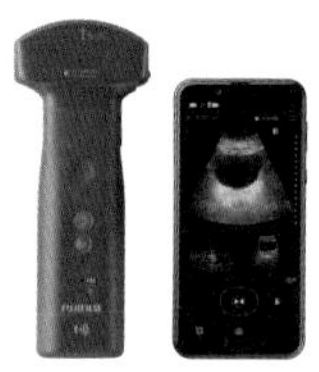
大きさ	大	中	小
画質	高画質	中程度	中程度
機能	多機能	多機能	限られた機能
使用場所	検査室	手術室・ICU・病棟・救急外来	在宅・ベッドサイド

図3-2 エコー装置の種類

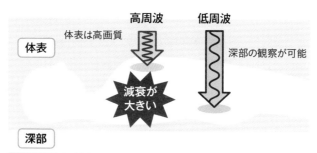

図3-3 周波数と画質の関係

減衰：組織により超音波のエネルギーが吸収や散乱によって
後方へ届かなくなることを指す。減衰の大きさは周波数と距
離（深さ）に依存し、周波数が高いほど、距離が長いほど減
衰する。

トフォン型といった小型の装置がある。高性能な機器も登場しており、今後多職種によるポイントオブケア超音波としての活用が期待されている。

2）エコープローブの種類

前述の「周波数」によって、音波が遠くまで届くかどうか、つまり観察できる深さ（距離）が決まる。例えば周波数が高いと浅い部位は画質が高くなるが、深部は減衰が大きくなるため観察できなくなる。一方、周波数が低いと深部までの観察が可能になるが、高周波と比較すると浅い部位の画質が低くなるという特徴がある（図3-3）。

したがって、観察したい部位の深さ（プローブからの距離）に合わせて周波数を設定する、あるいはプローブの種類を使い分ける必要がある。一般的には深層を観察する場合にはコンベックス型、表層を観察する場合にはリニア型プローブを使用する（図3-4）。

3 画像の見方

1）エコーレベルの表現方法

エコーは装置から超音波を発し、対象物に当たり跳ね返ってきた超音波（反射波・エコー）を

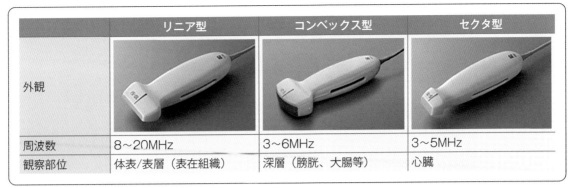

	リニア型	コンベックス型	セクタ型
外観			
周波数	8～20MHz	3～6MHz	3～5MHz
観察部位	体表/表層（表在組織）	深層（膀胱、大腸等）	心臓

図3-4 エコープローブの種類

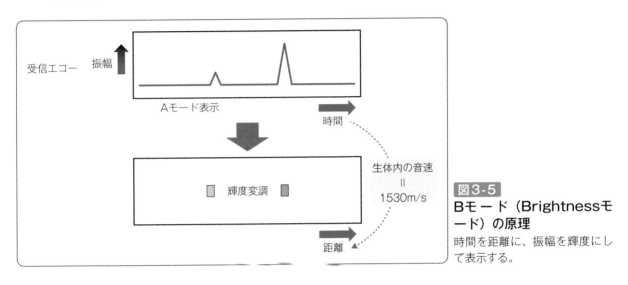

図3-5
Bモード（Brightnessモード）の原理
時間を距離に、振幅を輝度にして表示する。

とらえ画像化している。主な画像表示方法（表示モード）としてはAモード、Bモード、Mモード、ドプラモードがあり、目的に合わせて選択することが必要である。

■Aモード：Amplitude（振幅）モードの略である。縦軸に反射強度（振幅）、横軸に時間（深さ）を表示する。現在臨床の現場ではほとんど使われない。
■Bモード：Brightness（輝度）モードの略である。Aモードにおける振幅を輝度に変換して表示する。超音波ビームを複数送受信することによって2次元画像をつくる。エコーを行う上でベースとなる表示方法である。
■Mモード：Motion（動き）モードの略である。縦軸に反射強度を輝度に変換したものを、横軸には縦軸で輝度表示したものを時系列で表示する。心臓の弁や心筋の動きなど、動きのある部位を時系列で観察する場合に用いられる。
■ドプラモード：エコー発信源の動き速度に比例した受信超音波周波数の変化を検出し、速度として表示する。連続波ドプラ法、パルスドプラ法、カラードプラ法がある。

　反射波の強さをエコーレベルといい、通常の検査で使用されるBモードではエコーレベルを輝度で表現している（図3-5）。エコーでは音響インピーダンスの異なった物質間の境界面で反射が起こり、高輝度として表示される。基準となる部位よりも白く表れるものを高エコー（高輝度）、やや黒く表れるものを低エコー（低輝度）、明らかにエコーを認めず黒く表れるものを無エコーと呼ぶ。骨や直腸に貯留する便など、エコーの反射が強いときは高エコーとして描出される。

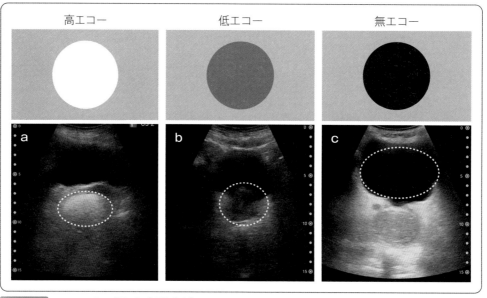

図3-6 エコーレベルの表現方法
a：直腸便貯留を示す高エコー域　b：前立腺を示す低エコー域　c：膀胱内の尿を示す無エコー域.

一方、尿や液などの液体はエコーを透過させるので無エコーとして描出される（図3-6）。

2）画像の方向

エコーでは一般的に体幹と四肢に対して「横断」と「縦断」のプローブ走査を行う。横断走査で撮影される画像を横断像（短軸像）と呼ぶ。縦断走査で撮影される画像を縦断像（長軸像）と呼ぶ（図3-7）。

対象者が仰臥位で体幹（下腹部）の観察をエコーで行う場合、横断走査ではモニター画面の「左側」が対象者の「右側」となり、縦断走査ではモニター画面の「左側」が対象者の「右頭側」となる。

四肢（上肢）の観察をエコーで行う場合、横断走査は基本的に体幹と同じルールであるが、縦断走査ではモニター画面の「左側」が対象者の「近位側」となる。

画像の方向が合っているかを確かめるために、エコーのモニター画面とプローブには必ずプローブマークが付いているので、これを目印にして調整を行う。

3）臓器の見え方とアーチファクト

エコーは、他のCT、MRI、X線検査などの画像検査と比較して、被曝がなく、検査時間も短く、コストが安価という利点があるが、アーチファクト（画像のノイズ）が多数見られるという欠点がある。そのため、実際には存在しないはずのものがエコーの特性上、画像上に認められることになり、アーチファクトをよく理解した上でエコーを活用することが重要となる。アーチファクトには、下記のようなさまざまなものが存在する。

▉**多重反射**：ビーム上に強い反射面があるとプローブの表面と反射面の間で反射が繰り返される。
▉**音響陰影**：超音波が通過しない高エコーの後方が黒く帯状の無エコー域となる。
▉**鏡面現象**：強い反射面があるときに虚像が作られる。反射面を境に線対象の画像が表示される。

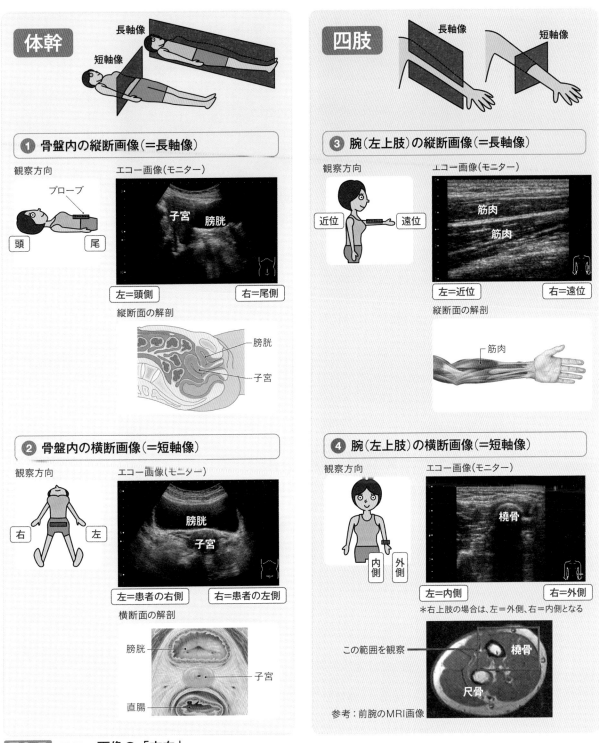

図3-7 エコー画像の「方向」

■■音響増強：透過性の高い部分の後方でエコー強度が増強される。

　ここでは、実際の臓器の見え方とともにアーチファクトの例を紹介する（図3-8、図3-9）。膀胱内の尿や血液などの液体は無エコーとして描出される。骨は表面で超音波の強い反射が起こるため、高エコーラインとして描出される。骨の高エコーラインより深部には超音波ビームは届かず、音響陰影として描出される。筋などの実質臓器は低エコー域として描出される。またガスが貯留している場合は強い反射が起こるため、プローブの表面と反射面の間で反射が繰り返され

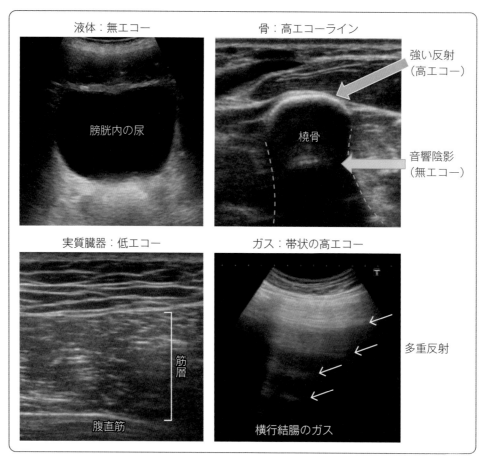

図3-8 さまざまな臓器のエコー画像の見え方

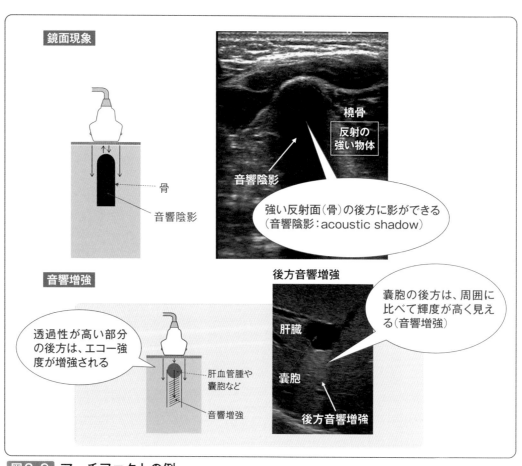

図3-9 アーチファクトの例

る、多重反射の所見が見られる。

アーチファクトを低減させるために、エコーゼリーを十分に塗ってプローブと体表の接触を良くする、プローブの走査方法や圧迫の程度を調整する、体位変換による再現性の有無を見る、といった方法がある。

4 エコーの撮影手順

エコーの撮影は、基本的に下記のような手順で進める。

▨**事前準備**

▨**観察の準備**

▨**対象部位の観察**

▨**画像の保存**

事前準備としては、装置の準備、電源を入れる、患者情報の入力（必要に応じて）などがある。観察準備としては、プローブへのエコーゼリーの塗布がある（図3-10）。エコーゼリーはプローブをスムーズに走査させるために役立つためだけでなく、体表で超音波を反射させず、体内に透過させるために重要である。画像としては、静止画像、動画像のデータを保存することができる。あらかじめ保存可能な枚数や時間、保存方法を確認しておくことが必要である。

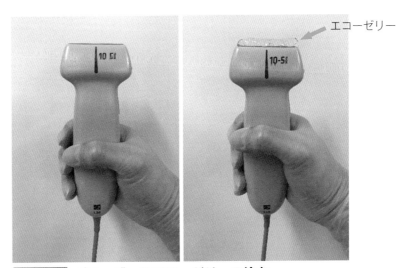
エコーゼリー

図3-10 プローブへのエコーゼリーの塗布

5 画像の調整

対象部位を観察するためには適切に画像を調整する必要がある。ここでは重要な機能に絞って紹介する（図3-11、図3-12）。ポータブル型では機能が限られているが、ゲイン調整・画面拡大の機能は備えているものが多いため、特にこの2つについては理解することが必要である。

●操作パネル上の位置

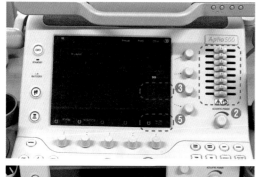

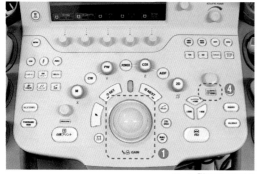

（Aplio™500の場合）

図3-11 画像の調整

●主に用いる画像・ズームの調整

カテゴリ	用語	キーワード	解説
1)画質調整 （補正機構）	❶ゲイン（gain）	輝度	・画面全体の明るさ（輝度）を調整する ・対象を観察するための適切な明るさに設定 ・観察中はこまめに調整する
	❷STC （sensitivity time control）	明るさ調整	・ゲインでは一括して調整される明るさが、STCでは画像の深さごとに調整できる ・深さごとのツマミをスライドさせて調整
	❸ダイナミックレンジ （dynamic range）	コントラスト	・ダイナミックレンジが「広い」＝白黒のコントラストのない、べたっとした画像に ・ダイナミックレンジが「狭い」＝白黒のコントラストが明瞭 ・観察したい対象に合わせて微調整する
2)画面拡大・フォーカス機能	❹画面拡大機能 （depth）	拡大	・観察したい部位が最も見やすいように拡大・縮小する
	❺フォーカス調整 （focus point）	焦点	・観察したい深さにフォーカスを合わせることで、画質がよくなる

図3-12 画像調整の例

①ゲインを調整する。

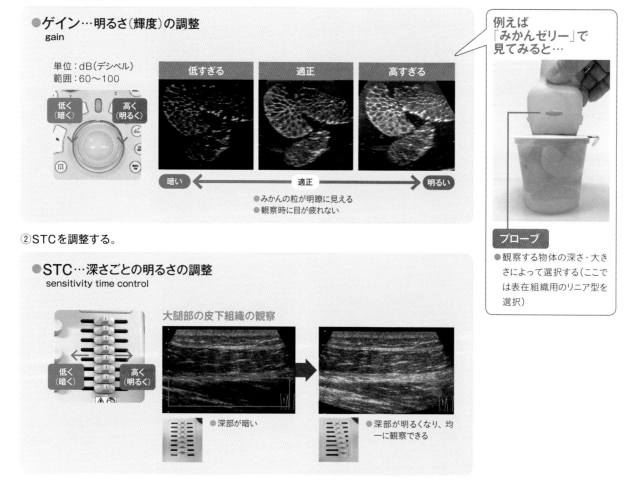

●ゲイン…明るさ（輝度）の調整
gain

単位：dB（デシベル）
範囲：60〜100

低く（暗く）　高く（明るく）

低すぎる　適正　高すぎる

暗い ← 適正 → 明るい

●みかんの粒が明瞭に見える
●観察時に目が疲れない

例えば「みかんゼリー」で見てみると…

プローブ

●観察する物体の深さ・大きさによって選択する（ここでは表在組織用のリニア型を選択）

②STCを調整する。

●STC…深さごとの明るさの調整
sensitivity time control

大腿部の皮下組織の観察

低く（暗く）　高く（明るく）

●深部が暗い　●深部が明るくなり、均一に観察できる

③ダイナミックレンジを調整する。

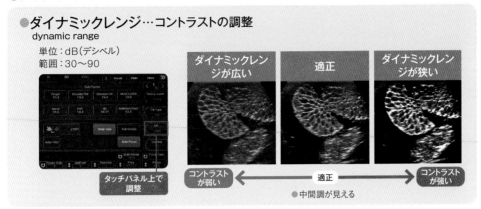

●ダイナミックレンジ…コントラストの調整
dynamic range

単位：dB（デシベル）
範囲：30〜90

タッチパネル上で調整

ダイナミックレンジが広い　適正　ダイナミックレンジが狭い

コントラストが弱い　←　適正　→　コントラストが強い
●中間調が見える

④画面拡大機能を調整する。

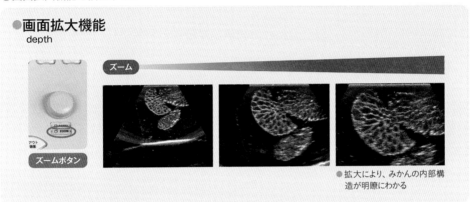

●画面拡大機能
depth

ズームボタン

ズーム

●拡大により、みかんの内部構造が明瞭にわかる

⑤フォーカス機能を調整する。

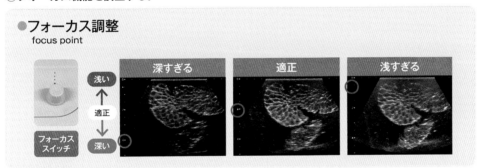

●フォーカス調整
focus point

フォーカススイッチ

浅い
↑
適正
↓
深い

深すぎる　適正　浅すぎる

参考文献
1）真田弘美，藪中幸一，西村元一編：看護に役立つエコーの読み方，活かし方．照林社，2013.
2）真田弘美，藪中幸一，野村岳志編：役立つ！使える！看護のエコー．照林社，2019.
3）山田徹，南太郎監修：Point-of-Care超音波原書第2版．エルゼビア・ジャパン株式会社，2020.
4）市橋光 編著，野中航仁：小児超音波検査のみかた，考えかた．中外医学社，2017.
5）森 秀明，平井都始子編：レジデント・臨床検査技師のための はじめての超音波検査 第2版-1冊でわかる全科のエコーのポイント．文光堂．2019.

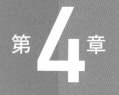

第4章 エコーを用いた直腸便貯留の観察

1 観察のタイミング

エコーを用いた直腸便貯留の観察は、以下の条件下で実施することが望ましい。可能な範囲でタイミングを調整し実施する。

観察に望ましい条件

- 膀胱内に尿が貯留している
- 食事の直後でない
- 腹部にガスが貯留していない

超音波が透過しやすいものを目的部位の前に描出させることで目的部位の描出能が大きく向上する。そのときに目的部位の前に挟むものを"音響窓"という。膀胱内に尿が貯留していることで膀胱（尿）が音響窓となり、目的とする直腸が描出しやすくなる。また、エコー画像上で直腸よりも浅い部位（解剖学的には前方）に消化管の内容物やガスが貯留する場合、直腸の描出は困難となる。そのため、食事の直後や腹部にガスが貯留しているときを避けて観察を行う。

2 観察方法

1）体位・姿勢

基本的に観察は仰臥位で行う。腹部に緊張を与えないよう、ヘッドアップ可能な場合は10度程度となるよう調整し、バスタオルやクッションなどを入れることで、膝関節を軽く屈曲させる。対象者にとって安楽な姿勢になるよう、適宜調整して観察する（図4-1）。

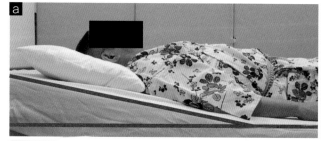
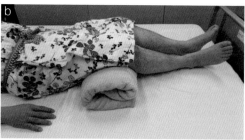

図4-1 観察に適切な体位・姿勢
a：10度程度ヘッドアップした状態、b：バスタオルにより膝関節を屈曲させた状態。

2）機器の選択条件

①エコープローブ

　深層の観察に適したコンベックス型とする。エコープローブの周波数は2〜5MHzと帯域幅を備えていれば、さらによい。

②機器の解像度/分解能

　以下の条件を満たしている機器を選択することが望ましい。

A．膀胱内の尿が無エコー域として描出される

・尿成分を黒く（無エコーに）描出する

・多重反射が多く発生しない

B．組織の境界や辺縁が均一に描出される

・直腸内容物や腸管との境界を明瞭に描出する

・膀胱壁の境界を鮮明に描出する

3）必要物品

　エコー機器の他、以下のような物品を準備する（図4-2）。

▧ エコーゼリー

▧ ゼリー拭き取り用のおしぼり／ティッシュペーパー等

▧ バスタオル等の掛物

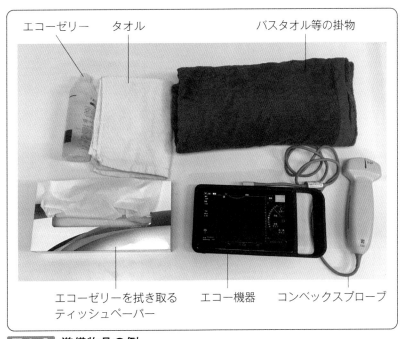

エコーゼリー　　タオル　　　　　　　　　バスタオル等の掛物

エコーゼリーを拭き取る　　エコー機器　　コンベックスプローブ
ティッシュペーパー

図4-2 準備物品の例

3 観察のフローチャート

　エコーを用いた直腸便貯留の観察は、以下のフローチャートに基づいて実施する（図4-3）。このフローチャートは便秘の疑いがある者に対してエコーを用いた直腸便貯留所見の有無を評価

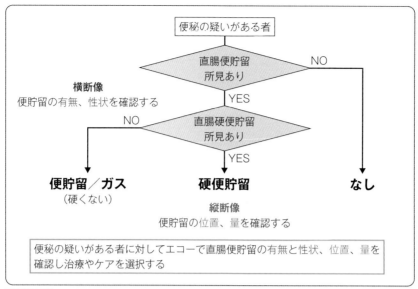

図4-3 直腸のエコー観察フローチャート

することで、「便またはガスの貯留あり」、「硬便貯留あり」、「便貯留なし」に大別し、その後の治療や排便ケアを検討できることを目的としている。選択する治療や排便ケアについてはこのフローチャートでは言及しない。

■フローチャートの使用方法

　本フローチャートの対象は原則として成人および高齢者とする。小児への使用については今後の課題とする。

①便秘の疑いがある者を対象とする。便秘の疑いの評価に関しては第1章「2 対象者」を参照する。

②エコーを用いて、直腸の横断像を描出し、便貯留の有無を確認する。便貯留ありの場合は描出した画像から便性状の確認（硬便貯留所見の有無）を行い、なしの場合は便貯留なしと判断する。

③直腸便貯留所見があり、かつ直腸硬便所見ありの場合は硬便貯留、なしの場合は便貯留（硬便ではない）／ガスと判断する。ここでは、エコー画像上で直腸のガスと便貯留とを区別することが難しいケースがあることと、区別がつかなくても診断に大きな影響がないことから、直腸ガスを直腸便貯留と同じグループに分類した。

④判定された直腸便貯留の状態に応じて必要な治療・排便ケアを選択する。直腸硬便貯留ありと判定された場合、必要に応じエコーで直腸縦断像を描出し、硬便貯留の位置と量を確認する。

⑤本フローチャートの使用は便秘が疑われる一時点のみでの使用とし、エコーによる観察に基づく治療・排便ケアが実施された後は、再度便秘が疑われると判断されたときに使用する。

4 エコープローブ走査

　横断走査および縦断走査によるエコーを用いた観察では、エコープローブを恥骨の上縁に当て（図4-4）、超音波ビームを尾側に10～30度傾けて膀胱を描出する。膀胱を音響窓として使用し、膀胱より深部（解剖学的には後方）に直腸を描出させる（図4-5、図4-6）。

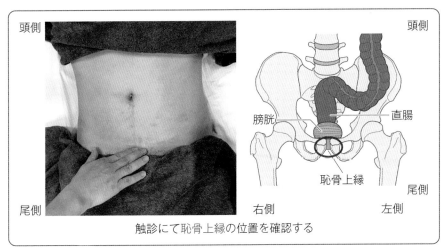

触診にて恥骨上縁の位置を確認する

図4-4 エコープローブを当てる位置の選定

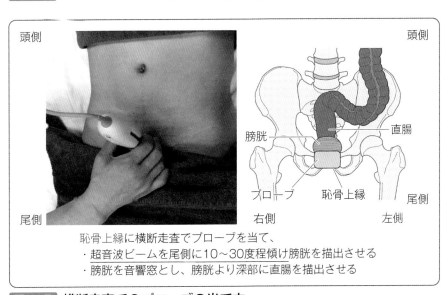

恥骨上縁に横断走査でプローブを当て、
・超音波ビームを尾側に10〜30度程傾け膀胱を描出させる
・膀胱を音響窓とし、膀胱より深部に直腸を描出させる

図4-5 横断走査でのプローブの当て方

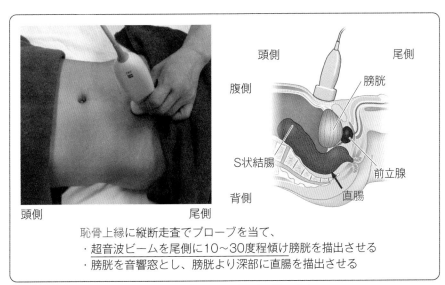

恥骨上縁に縦断走査でプローブを当て、
・超音波ビームを尾側に10〜30度程傾け膀胱を描出させる
・膀胱を音響窓とし、膀胱より深部に直腸を描出させる

図4-6 縦断走査でのプローブの当て方（**男性の例**）

⑤ 典型的なエコー画像

1）直腸便貯留を示すエコー画像（横断像）

　　直腸の横断像をエコーで描出することにより、直腸便貯留の有無と便性状を評価することができる。直腸内腔に内容物（便貯留）があると、膀胱よりも深い位置にある内容物の表面からエコーが反射し、横断像では半月型の高エコー域が描出される（図4-7）。また、硬便が貯留している場合では、音響陰影（強い反射体で超音波の大部分が反射し、それより遠位側には超音波が届かず、その結果、反射体の後方で無エコーまたは低エコーに観察される現象）を伴う三日月型の高エコー域が描出される[1]。

　　直腸内に便やガスがない場合には、明らかな高エコー域は描出されない。エコー横断像では、空虚な腸管として全周性の低エコー域が観察できることもある（図4-8）。

2）直腸便貯留を示すエコー画像（縦断像）

　　直腸の縦断像をエコーで描出することにより、直腸便貯留の位置と量を評価することができる。縦断像からは、便貯留が直腸の上部にあるのか、下部にあるのか、あるいは両方にあるのかの情報が得られる。図4-9に健康な成人の排便前と排便後の直腸縦断像を示す。排便前は上下の直腸の両方に便貯留が見られるが、排便後はどちらの直腸にも便貯留が見られない。

3）性別による画像の違い

　　下部の泌尿器の構造やサイズ、位置は男女の解剖学的構造により異なる。そのため、性別によるエコー画像の見え方の違いを理解しておくことが重要である。男性では膀胱より尾側に前立腺が観察され、女性では膀胱の頭側に子宮、背側に腟が観察される。前立腺、子宮、腟はそれぞれ低エコー域として描出される（図4-10、図4-11）。

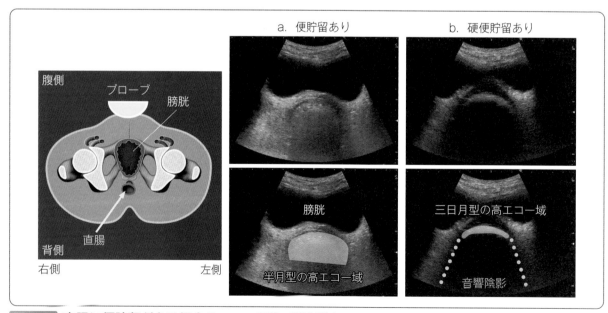

図4-7 直腸に便貯留がある場合のエコー画像（横断像）
a: 便貯留を示す半月型の高エコー域　b: 硬便貯留を示す、音響陰影を伴う三日月型の高エコー域

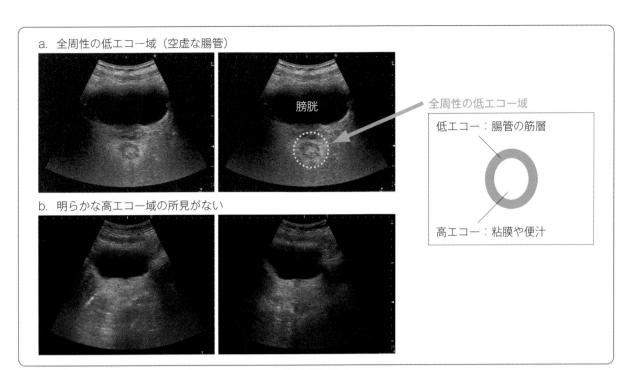

a. 全周性の低エコー域（空虚な腸管）

膀胱

全周性の低エコー域

低エコー：腸管の筋層

高エコー：粘膜や便汁

b. 明らかな高エコー域の所見がない

図4-8 直腸に便貯留がない場合のエコー画像（横断像）

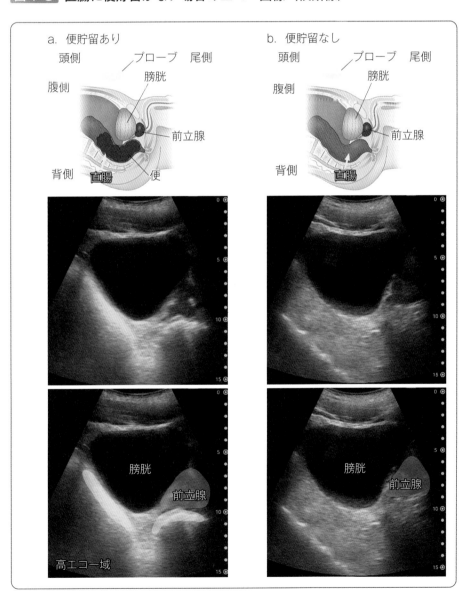

a. 便貯留あり

頭側　プローブ　尾側

腹側

膀胱

前立腺

背側　直腸　便

b. 便貯留なし

頭側　プローブ　尾側

腹側

膀胱

前立腺

背側　直腸

膀胱

前立腺

高エコー域

膀胱

前立腺

図4-9
直腸に便貯留がある場合・ない場合のエコー画像（縦断像）
健康な30歳代男性の排便前後の直腸エコー画像を示す。
a：便貯留あり：排便直前のエコー画像。直腸上部（左）と下部（右）に高エコー域が観察され、便貯留がそれぞれ確認できる。
B：便貯留なし：排便直後のエコー画像。直腸に高エコー域は観察されない。

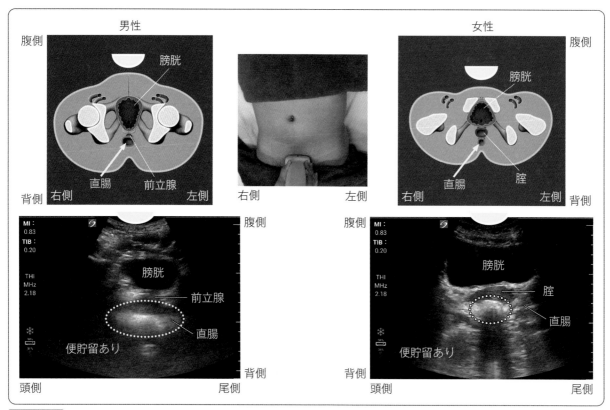

図4-10 性別によるエコー画像の違い（横断像）

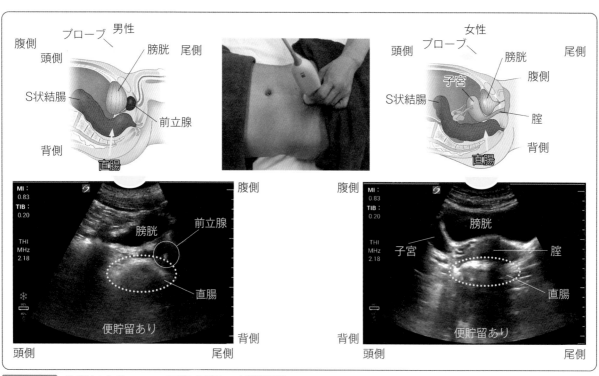

図4-11 性別によるエコー画像の違い（縦断像）

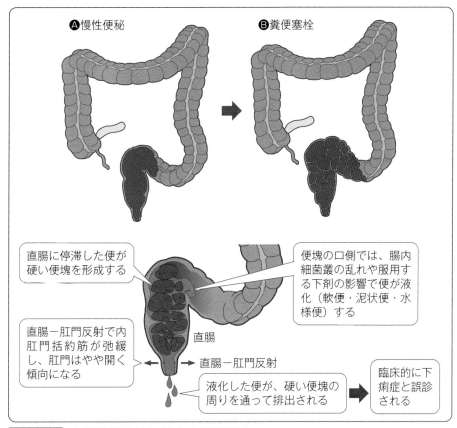

図4-12 直腸糞便塞栓に伴う宿便性下痢

⑥ 鑑別が必要な所見

ここでは鑑別が必要な所見として宿便性下痢と直腸がんを挙げる。

1）宿便性下痢

直腸糞便塞栓は、自然に排出できないレベルの多量の圧縮された糞便の貯留と定義され、直腸の膨張を引き起こす。糞便と直腸壁が継続的に接触することで粘膜が刺激され、その結果として粘液分泌の増加が引き起こされる[2]。さらに、直腸糞便塞栓は、内肛門括約筋の長期的な弛緩を引き起こす。この長期的な弛緩は下垂体神経の神経障害成分と相まって[3]、硬便塊の周囲に水様便が染み出す原因となる[4]。この宿便性下痢（溢流性便失禁）では、水様便が少しずつ排出されるため、通常は便秘と疑われない場合があり、注意が必要である（図4-12）。頻繁に下痢を繰り返し、CT画像で直腸内に便の貯留が確認された患者のエコー画像を図4-13に示す。宿便性下痢の患者では、音響陰影を伴う三日月型の高エコー域（硬便貯留所見）が観察されることが多い。

2）直腸がん

直腸がんは血便により発見されることが多いが、直腸の内腔が狭くなることで便通異常をきたし便秘と疑われる可能性がある。図4-14に直腸がんのエコー画像を示す。直腸がんのある部位では限局的に肥厚した全周性の低エコー域が観察される。これは正常な、直腸に便貯留のないときのエコー所見と類似しているため、注意が必要である。低エコー域の位置、連続性の有無の確認が重要である。

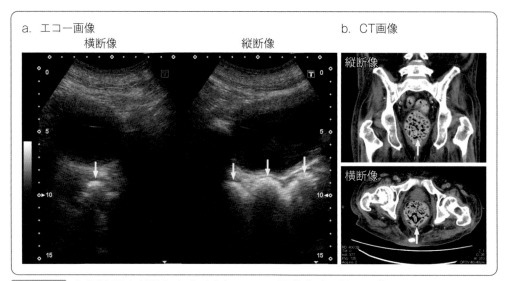

図4-13 宿便性下痢が疑われた症例のエコー画像およびCT画像

直腸に多量の便貯留が認められるにもかかわらず、頻繁に下痢を繰り返していた患者のエコーおよびCT画像。

a：直腸のエコー画像。便貯留を疑う反映した高エコー域を示す（矢印）。

b：直腸のCT画像。直腸内に便の滞留が見られる（矢印）。

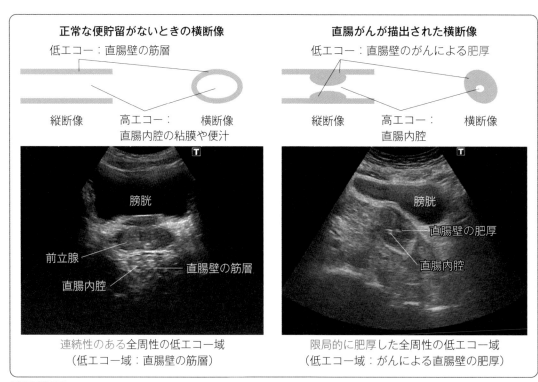

図4-14 直腸がんのエコー画像と正常なエコー画像の比較

7 観察が難しいケース

　以下のような場合、エコーを用いた直腸便貯留の観察が困難となることがある。「1. 観察のタイミング」で述べたように調整が可能な場合は調整した上で観察を行うことが望ましい。

░ 膀胱内の尿の貯留が少ないとき
░ 腸管ガスが貯留しているとき
░ 肥満体型の対象者
░ 尿道留置カテーテル挿入時

　肥満により腹壁の厚みが増すことで、超音波ビームの減衰や散乱が起こり、膀胱や深部組織を観察する際の画質に影響する[5]。図4-15は、膀胱と直腸が明瞭に描出できず観察が困難なエコー画像の例を示している。膀胱内の尿量が少ない場合、膀胱内の尿を音響窓とできないため画像が不明瞭となりやすい。可能な限り、100mL以上の尿を溜めた状態でエコーを行う。また、食後は腹部のガスが増加することが報告されている[6]。ガスはエコー画像の画質に影響を与えるため、食事直後の検査を避けるか、患者を左側臥位としてエコー画像にガスが入らないように工夫する必要がある。

　また、尿道留置カテーテル挿入時は通常膀胱内の尿がドレナージされているため、エコー画像上は膀胱内のバルーン（全周性の高エコーライン）のみが観察されるため、膀胱内の尿量が少ないときと同様に、直腸の描出が困難となる場合がある。基本的にはバルーン内の固定水（無エコー域）を音響窓としてその深部の直腸を観察する。一方で、バルーンに超音波が反射し音響陰影が現れることがある。音響陰影により直腸の観察が困難となるため、プローブの位置や角度、圧迫の程度を調整し音響陰影が現れない画像を描出する（図4-16）。

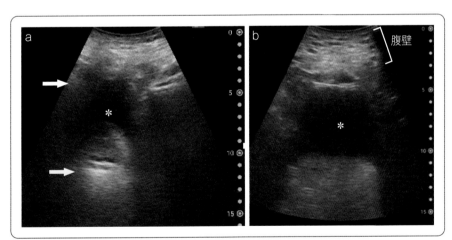

図4-15 腸管ガスの貯留、尿が少ない、肥満により観察が困難なエコー画像の例

　a：膀胱内の尿が少なく、ガス貯留の影響を受けている直腸エコー画像（横断像）。画像の左側はガスの影響で膀胱の描出を不明瞭にしている（白色矢印）。便貯留を示す高エコー域は不明瞭である（黄色矢印）。

　b：BMIが28.6kg/m²の成人男性における直腸エコー画像（横断像）。腹壁が厚いため、膀胱と直腸がはっきりと観察できない。撮影直後に排泄された尿量は約180mLであった。＊は膀胱を示す。

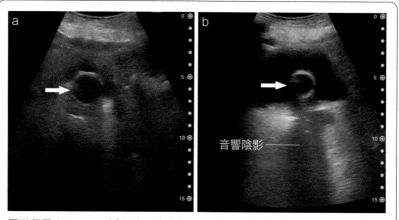

尿道留置カテーテル挿入時、膀胱内のバルーンは全周性の高エコーライン、バルーン内の固定水は無エコーとして観察される

図4-16 尿道留置カテーテル挿入時のエコー画像
a：膀胱内の尿がドレナージされている状態。全周性の高エコーラインとして描出されるバルーンのみが観察される（矢印）。
b：膀胱内の尿が十分にドレナージされていない状態。膀胱内の尿およびバルーンが観察されている。バルーンより深部には音響陰影が認められる。

8 経臀裂アプローチ

　ここまで紹介したエコーを用いた経腹アプローチによる直腸便貯留の観察では、「7. 観察が難しいケース」で示したように観察が困難なケースが度々ある。このようなケースにおいてはオプションとして経臀裂アプローチを選択することができる[7]。対象者の体位は側臥位（続けて排便ケアを行う場合があれば左側臥位が良い）とし膝関節を屈曲させる。エコープローブは尾骨下縁と肛門の間に置き、下部直腸の便貯留を確認する（図4-17）。下部直腸に便貯留がある場合は高エコー域が観察されるが、便貯留がない場合は直腸前壁・後壁を示す高エコーラインと、その間にもう一本の高エコーラインが観察される（図4-18）。

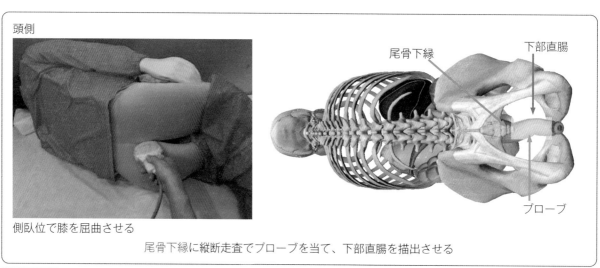

頭側

側臥位で膝を屈曲させる

尾骨下縁に縦断走査でプローブを当て、下部直腸を描出させる

図4-17 経臀裂アプローチでのエコープローブの当て方
側臥位で膝関節を屈曲させることにより尾骨下縁から肛門までの間にスペースが現れる。この部分にエコープローブを当てる。（画像提供元：医療法人財団松圓会東葛クリニック病院）

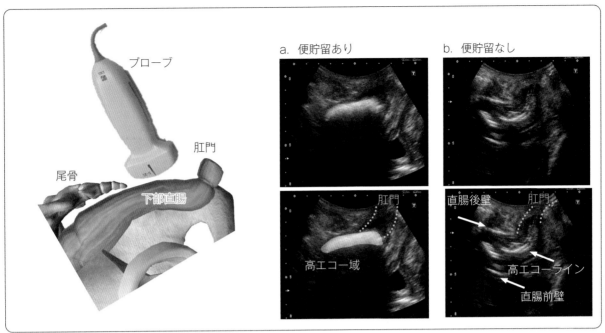

図4-18 下部直腸に便貯留がある場合・ない場合の経臀裂アプローチでのエコー画像（縦断像）

（画像提供元：医療法人財団松圓会東葛クリニック病院）

⑨ 注意点

　本ベストプラクティスにはいくつかの課題が残っており、今後さらなる検討が必要である。もっとも注意すべきなのは本ベストプラクティスでは据置型のハイエンドなエコーからラップトップ型、携帯型まで幅広い種類のエコー画像を紹介しており、使用するエコー機器によって見え方が多少異なるということを理解しなければならないという点である。便性状や特に直腸に貯留するガスの有無を正確に見分けられるか否かは、使用するエコー機器の性能にも依存するため、今後検討が必要である。まずは、エコー実施者が使用する機器で直腸便貯留所見がどのように観察できるのか確認することが重要である。

　また、直腸の便貯留を観察するための、エコー機器の画質調整方法についても標準化されることが望ましいが、本ベストプラクティスではそこには至っていない。エコーを使用する職種や状況により今後もさまざまな種類のエコー機器が使用されることが予想されるため、標準化の方向性についてもさらなる検討が必要である。

引用文献

1）Tanaka S, Yabunaka K, Matsumoto M, Tamai N, Noguchi H, Yoshida M, et al. Fecal distribution changes using colorectal ultrasonography in older people with physical and cognitive impairment living in long-term care facilities: a longitudinal observational study. *Healthcare* (Basel) . 2018;6（2）:55

2）Serrano Falcón B, Barceló López M, Mateos Muñoz B, Álvarez Sánchez A, Rey E. Fecal impaction: a systematic review of its medical complications. *BMC Geriatr.* 2016;16:4

3）Rao SS. Pathophysiology of adult fecal incontinence. *Gastroenterology.* 2004;126（1 Suppl 1）:S14-22

4）Müller-Lissner S. General geriatrics and gastroenterology: constipation and faecal incontinence. *Best Pract Res Clin Gastroenterol.* 2002;16（1）:115-133

5）Dahl JJ, Sheth NM. Reverberation clutter from subcutaneous tissue layers: simulation and *in vivo* demonstrations. *Ultrasound Med Biol.* 2014;40（4）:714-726

6）Perez F, Accarino A, Azpiroz F, Quiroga S, Malagelada JR. Gas distribution within the human gut: effect of meals. *Am J Gastroenterol.* 2007;102（4）:842-849

7）佐野由美，武藤真希子，浦田克美，秋山和宏．超音波検査による便性状評価の検討—経臀裂アプローチ走査法における下部直腸評価の有用性—．超音波検査技術．2020；45（2）：168-174

エコーによる
直腸 便貯留 観察ベストプラクティス

2021年7月31日　第1版第1刷発行	編　集　一般社団法人 日本創傷・オストミー・失禁管理学会、看護理工学会
	発行者　有賀　洋文
	発行所　株式会社 照林社
	〒112-0002
	東京都文京区小石川2丁目3-23
	電　話　03-3815-4921（編集）
	03-5689-7377（営業）
	http://www.shorinsha.co.jp/
	印刷所　共同印刷株式会社